AF363896

EXAMEN

D'UN

DISCOURS

PRONONCÉ

Par M. MORAND,

A la Séance publique de l'Académie Royale de Chirurgie, le 22. Avril 1762.

Pour Dieu tachez d'écrire un peu moins mal.

Rousseau.

(par M. Louis) qui a perfectionné la Guillotine.

EXAMEN

D'UN DISCOURS

Prononcé par M. MORAND,

*A la Séance publique de l'Académie
Royale de Chirurgie, le 22. Avril 1762.*

* LE sujet du Prix proposé par
l'Académie pour cette année
» étoit: *Déterminer la maniere d'ouvrir*
» *les abscès, & leur traitement métho-*
» *dique, suivant les différentes parties*
» *du corps.*

» L'ordre suivant lequel l'Académie
» a procédé dans le choix de plusieurs
» questions pour le Prix, établit d'une
» part, le dégré d'importance de ces
» questions; & de l'autre le desir qu'elle
» a d'étendre les bornes que des pré-

* Les guillemets indiquent le texte de M. Morand.

» ceptes trop généraux femblent met-
» tre à nos connoiffances, »

La queftion propofée ne tient ni à celle que l'Académie avoit donnée pour l'année précédente, ni à celle qu'elle propofe pour l'année prochaine; ainfi l'ordre des queftions ne fait rien ici. Ce n'eft pas l'ordre du procédé dans le choix de la queftion, c'eft la queftion choifie qui fait préfumer fon importance. Le dégré de cette importance n'eft point du tout établi par la propofition, ni par l'ordre qu'on a fuivi en procédant à fon choix. L'on diftingue fans raifon l'importance de la queftion, d'avec le defir qu'on a de perfectionner l'Art en la propofant; & le defir d'obtenir cette perfection eft affez mal exprimé par celui *d'étendre les bornes que des préceptes trop généraux femblent mettre à nos connoiffances.* On éloigne les bornes, & on ne les étend pas. **Les** préceptes trop généraux ne mettent, & encore moins ne peuvent fembler mettre des bornes à nos connoiffances. Les préceptes trop généraux inftruifent trop généralement ; ils en exigent de moins généraux , & ceux-ci en font defirer de particuliers : c'eft tout naturellement l'ordre fynthétique , fi utile pour enfeigner les Sciences.

« Comme les tumeurs font un genre
» de maladie , qui fuivant la divifion
» admife par les Anciens, compofent
» la moitié de la Chirurgie ; il eft aifé
» de comprendre combien il y avoit de
» points à difcuter pour éclairer cette
» doctrine, & de voir en lifant les Au-
» teurs combien leur ont échappé. »

Les maladies ne compofent point la Chirurgie qui eft formée de la fcience de les connoître & de l'art de les gué-rir ; approuveroit-on le Médecin qui écriroit que les fiévres compofent la

moitié de la Médecine ? La divifion
admife par les Anciens ne prouve point
que l'on fache la moitié de la Chirurgie
quand on eft au fait de ce qui a rapport
aux tumeurs. La Chirurgie des playes,
des ulceres, des fractures, des luxa-
tions, foùrnit des préceptes & des ob-
fervations très-étendues : ce qui concerne les tumeurs fe réduit à quelques gen-
res aifés à faifir, & dont les efpéces font
affez faciles à déterminer. Les connoiffances particulieres relatives à la Chirurgie des tumeurs ne font donc pas
la moitié de celles qu'un Chirurgien
doit avoir. Au furplus ces paroles,
fuffent-elles plus exactes, font vaines
& fuperflues. De quoi s'agit-il ? De la
méthode d'ouvrir les abfcès dans les
différentes parties, & de leur traitement:
Or il eft certain que les Auteurs n'ont
donné que des préceptes trop généraux
fur ces points importans ; c'eft ce qui

fait dire moins clairement qu'il eft aifé de comprendre combien il y en avoit à difcuter *pour éclairer cette doctrine.* Ah ! Monfieur, tachez d'écrire un peu moins mal.

» L'Académie avoit propofé dans les
» commencemens (de fon établiffe-
» ment) *de déterminer quelles font les*
» *tumeurs qu'il faut ouvrir & celles qu'il*
» *faut extirper ; dans quels cas il faut*
» *employer le fer, & dans quels cas les*
» *cauftiques.* Cette queftion noyée; [*]
» pour ainfi dire, dans les ouvrages des
» Auteurs qui ont embraffé toute la
» Chirurgie, & traitée fuperficielle-
» ment par ceux qui en ont fait un ob-
» jet particulier de leur travail, avoit-
» elle été difcutée comme il faut avant
» les ouvrages couronnés par l'Acadé-

----

[*] Pour juger du mérite de cette expreffion, le Lecteur eft prié de fubftituer le mot *naiffant* à celui de *noyée,* & de voir fi ce changement altere la penfée qu'on a voulu peindre.

» mie en 1733 ? Je ne le crois pas ; &
» je penfe que ces Mémoires ont fatif-
» fait à beaucoup de points effentiels :
» mais fi l'on détache de cette queftion
» la partie qui concerne les tumeurs à
» ouvrir , les réflexions que préfente
» naturellement la différence des parties
» où fe forment les abfcès , doivent faire
» appercevoir que cette circonftance
» particuliere n'a pas été approfondie ,
» & que confidérée à part elle préfente
» la matiere d'un Traité de Chirurgie
» qui nous manque. »

Peut-être M. Morand le fera-t-il ; car
cette matiere paroît trop étendue pour
un fujet de Prix : une Queftion à traiter
ou un Traité à faire , font des chofes
fort différentes. On peut donc blâmer
le choix de la propofition par cette feule
raifon. 2°. On trouve ici la preuve
que l'ordre fuivant lequel on procéde
au choix des queftions n'eft pas bien

obfervé, puifque celle de cette année devoit naturellement fuivre celle de 1733. M. Morand étoit alors Secretaire perpétuel; on peut remarquer que fous fon premier Sécrétariat les fujets pro-pofés n'ont point de liaifon entre-eux. C'eft fous celui de M. Quefnay qu'on voit un projet bien médité & fuivi avec ordre pendant plufieurs années, ce qui nous a procuré une matiere médicale externe, très-inftructive par la difcuffion fucceffive de ce qui regarde les remédes répercuffifs, réfolutifs, émolliens, ano-dyns, fuppuratifs, déterfifs, defficatifs & cauftiques. M. Quefnay s'étoit fait un plan; M. Morand ne s'en fait point; voilà la différence des procédés dans le choix des queftions.

« En effet, & par les fimples notions » de l'Anatomie, l'on voit que le pro- » cédé de l'ouverture doit varier fuivant » la différence des parties. »

Cela eſt certain, & l'énumération ſuivante eſt hors d'œuvre.

« Si l'abſcès eſt dans le corps graiſ-
» ſeux ſimplement, ou dans les glan-
» des, dans les jointures, dans les os,
» dans les grandes cavités, au foye, à
» la veſſie, au cerveau, aux yeux, &c.
» qu'il y aura tantôt de ſimples inciſions
» à faire, quelquefois de grandes ou-
» vertures; qu'il faudra en certains cas
» ménager les tégumens, en d'autres
» les emporter; s'inſtruire avec le doigt
» du fond de l'apoſtême, (Apoſtême
& Abſcès ne ſont pas la même choſe;
le genre eſt ici pris pour l'eſpéce) ou
» en ménager les parois trop minces;
» & quant à la cure ou traitement mé-
» thodique , panſer *PLATEMENT*
» en certaines occaſions, en d'autres
» tamponner; faire dans telles parties
» des injections utiles , leſquelles ſe-
» roient dangereuſes ailleurs; ici établir

» un féton , là rapprocher les vuides,
» &c. détails dont quelques-uns ont
» pu être faifis par ceux qui ont traité
» *ad hoc* d'une efpéce d'apoftême ; mais
» qui ne fe trouvent nulle part réunis
» en un corps de doctrine que le fujet
» propofé comporte. »

Il eft bien fûr que fi l'Académie avoit
cru qu'il n'y eut rien à dire de mieux
que ce qui eft écrit fur cette matiere,
elle ne l'auroit pas propofée pour le
fujet du Prix : les détails indiqués font
minucieux, & les Livres de principes
à l'ufage des commençans en font men-
tion. Cependant il faut convenir qu'on
ne trouve nulle part qu'il faille panfer
platement. L'Auteur, malgré fes pré-
tentions, ne fera pas reçu à l'Académie françoife pour avoir ufé de ce
mot. Il eft françois dans le ftyle bas ,
& fe rapporte toujours à la perfonne
qui agit & non à la chofe. On dit *pan-*

fer à plat, c'eſt-à-dire, ne pas tamponner. M. Morand eſt le premier qui ait
écrit platement dans cette ſignification :
il eſt douteux qu'avec tout ſon crédit,
il puiſſe accréditer ce terme.

« D'après ce ſimple expoſé l'on doit
» ſentir toute l'importance de cette ma-
» tiere qui n'a été que légérement ef-
» fleurée par quelques-uns de ceux qui
» ont concouru pour le Prix, & qui
» ſemble même n'avoir pas été enten-
» due par pluſieurs : l'on ne ſera donc
» pas étonné d'apprendre que le Prix
» n'a pas été remporté. »

D'après ce ſimple expoſé, qu'on a
intitulé Diſcours, on doit aſſurément
ſentir qu'il ne roule que ſur deux ou
trois idées répétées & retournées ; c'eſt
l'importance de la matiere & le peu de
ſecours qu'on avoit pour la bien traiter.
D'ailleurs la propoſition eſt trop claire
pour imaginer que quelqu'un a pu ne

pas l'entendre, & pour l'honneur de la chofe, il ne falloit pas le dire, fi par malheur elle étoit vraie.

Ce Difcours n'a donc été compofé que pour annoncer au Public que le fujet pour le Prix méritoit un travail éclairé & que les concurrens n'ont pas fatisfait l'Académie. Ils feront mieux une autre fois, c'eft ce que nous leur fouhaitons. L'auteur du Difcours aura-t-il la bonté d'agréer les vœux finceres que nous faifons pour lui dans la même intention ?